CONTRIBUTION A L'ÉTUDE

DE

LA PYOHÉMIE

(Pyohémie chronique : Curabilité)

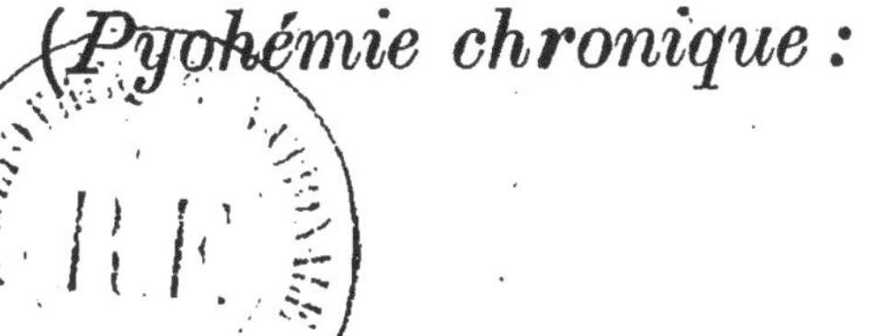

PAR

C. PROST-MARÉCHAL
Docteur en médecine de la Faculté de Paris,
Médecin stagiaire au Val-de-Grâce,

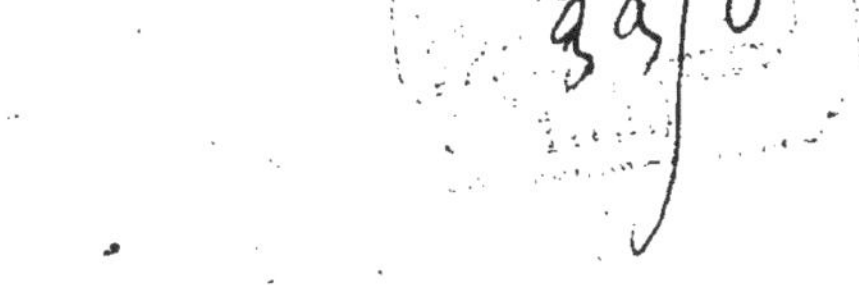

PARIS
A. PARENT, IMPRIMEUR DE LA FACULTE DE MEDECINE
A. DAVY, Successeur
RUE MONSIEUR-LE-PRINCE, 29-31

1883

CONTRIBUTION A L'ÉTUDE

DE

LA PYOHÉMIE

(Pyohémie chronique : Curabilité)

PAR

C. PROST-MARÉCHAL

Docteur en médecine de la Faculté de Paris,
Médecin stagiaire au Val-de-Grâce,

PARIS

A. PARENT, IMPRIMEUR DE LA FACULTE DE MEDECINE

A. DAVY, Successeur

RUE MONSIEUR-LE-PRINCE, 29-31

1883

A MES PARENTS

A MES AMIS

A MES MAITRES

Prost-Maréchal.

A MON PRÉSIDENT DE THÈSE

M. LE PROFESSEUR DUPLAY,

Professeur à la Faculté de médecine de Paris.

Chirurgien de l'hôpital Lariboisière.

CONTRIBUTION

A L'ÉTUDE

DE

LA PYOHÉMIE

(PYOHÉMIE CHRONIQUE : CURABILITÉ)

AVANT-PROPOS.

Il y a peu de questions qui, dans le domaine chirurgical, aient autant passionné le médecin que celle de l'infection purulente. Cette terrible complication s'est imposée depuis longtemps aux recherches des observateurs, tant par l'obscurité de ses causes que par les funestes conséquences qu'elle semblait entraîner fatalement avec elle.

Les chirurgiens, en présence de l'impuissance des traitements empiriques, ont de bonne heure compris que la connaissance exacte des causes de l'infection purulente était évidemment la seule voie pour arriver à lutter contre elle avec fruit. Aussi, voyons-nous presque tous les esprits préoccupés de ces recherches, et nombre de travaux intéressants ne tardèrent pas à se produire sur la question de l'étiologie. Des théories sont nées, ont vécu, et ont disparu, après avoir joui d'une certaine vogue ; depuis soixante ans, elles ont cédé la place à d'autres, qui, pour sembler plus étudiées et mieux assises, n'en ont pas moins passé comme les premières. Aujourd'hui, encore, la question de l'étiologie n'est pas complètement résolue ; mais cependant la vérité paraît devoir se faire jour dans un temps qui n'est pas éloigné.

On le voit, nous sommes loin de contester l'importance et l'utilité des recherches qui se font encore tous les jours, et nous rendons ici hommage aux hommes éminents qui se sont occupés et s'occupent encore de ces travaux héris sés de difficultés, et particulièrement à M. Pasteur, don les belles et savantes découvertes ont amené la question au point où elle en est aujourd'hui.

Ces recherches étiologiques sont au-dessus de nos forces ; nous ne nous sentons pas capables de les aborder utilement, avec les maigres loisirs que nous laissent nos occupations spéciales. Nous avons cherché, dans l'histoire clinique de la pyohémie, un côté plus en rapport avec nos forces et le temps que nous pouvons consacrer à notre travail.

Depuis longtemps déjà des faits ont été bien observés, et nous trouvons là matière à étude et à méditation. Si les noms ont été remplacés par d'autres à mesure que la science progressait, si les théories ont changé, si l'interprétation des mêmes phénomènes a varié, les faits cliniques qui avaient amené la création de ces mots et la naissance de ces théories s'observent toujours et constamment dans les mêmes conditions, et l'on ne saurait trop étudier et trop analyser ces faits pour en tirer les déductions pratiques qu'ils comportent avec eux. Sédillot, bien convaincu de la haute valeur de l'expérimentation à laquelle il se consacra longtemps, n'en reconnaissait pas moins l'importance de l'observation au lit du malade, et écrivait, dans son livre sur la pyohémie, que « l'observation clinique est la source éternelle des vérités médicales (1). »

Nous avons choisi dans le cadre clinique de l'infection purulente la question de la curabilité, question, controversée encore, qui a soulevé la fameuse discussion de l'Académie de médecine pendant les années 1869 et 1871. Nous avons cherché à réunir tous les cas de guérison publiés, et, les joignant aux nôtres, nous nous sommes efforcé de tirer de leur nombre même et de leur analyse le dogme de la curabilité, et d'y trouver la nature des conditions générales qui peuvent la faire prévoir, si du moins nous ne pouvons donner encore une thérapeutique capable d'assurer la terminaison heureuse de cette complication.

Heureux si nous arrivons à accomplir la modeste tâche que nous nous sommes imposée, et si nos juges veulent bien nous montrer de la bienveillance pour ce travail, que nous aurions voulu rendre moins imparfait si le temps ne nous avait fait défaut.

Qu'il nous soit permis de remercier ici M. le Dr Picqué, chef de clinique de M. le professeur Gosselin, qui nous a inspiré l'idée de ce travail, et notre ami Picard, qui nous a prêté son concours pour nos recherches dans les ouvrages allemands. Nous prions M. le professeur Duplay, qui a bien voulu accepter la présidence de notre thèse, d'agréer toute notre reconnaissance.

(1) Sédillot. Traité de la pyohémie, p. 62.

INTRODUCTION.

DÉFINITION DE LA PYOHÉMIE ET DIVISION DU SUJET.

En entreprenant ce travail, il n'est pas inutile de s'entendre sur la signification des mots. Et, d'abord, comment comprenons-nous la pyohémie?

Une définition de l'infection purulente a d'autant plus sa place ici que les théories récentes tendraient à la faire disparaître du cadre nosologique en tant qu'entité morbide, pour la faire rentrer dans la classe des septicémies.

Il y a quelques années, au moment de la fameuse discussion sur l'infection purulente, à l'Académie de médecine, M. Verneuil soutenait déjà cette opinion, qu'on lui reprochait à tort d'avoir empruntée aux Allemands, à savoir que l'infection purulente est une septicémie embolique. Pour lui, elle n'était que le terme le plus élevé d'une grande unité morbide, la septicémie, dont la fièvre traumatique et l'infection putride étaient les premiers termes. Nous pouvons dire que cette liaison entre ces états, dont la gravité croissait du premier au dernier, a persisté, mais toutefois le facteur embolique surtout semble être aujourd'hui contesté dans l'interprétation de l'essence de la maladie. Si nous consultons la remarquable publication de M. Jeannel (1) et le savant article de M. le professeur Chauvel, dans le Dictionnaire de Dechambre, nous voyons qu'on tendrait à admettre l'hypothèse d'un poison pyohémique particulier spécial, contagieux, inoculable, distinct du poison septicé-

(1) Jeannel. Infection purulente ou pyohémie. Paris, 1879.

mique pur et fort capable d'agir sans ce dernier. M. Jeannel, tout en admettant la distinction faite par M. Pasteur entre le vibrion septique et le microbe pyohémique, et leur spécificité, reconnaît encore un certain degré de parenté entre la septicémie et la pyohémie. « Cette doctrine, dit M. Chauvel (1), qui semble partager l'avis de M. Jeannel, repose sur des expériences positives inattaquables, sur des inductions logiques, mais elle attend encore de l'avenir la consécration clinique. »

On le voit, nous ne pouvons pas dire encore que nous avons une doctrine vraie, définitive de la pyohémie. Aussi, après ce court exposé de l'état de la question, négligeant ces considérations étiologiques, nous arrêterons-nous comme définition de l'infection purulente à celle que M. le professeur Gosselin (2) donne dans le deuxième volume de ses Cliniques ; elle est conforme aux faits et basée sur l'énonciation des principaux phénomènes. Nous dirons donc avec l'éminent professeur de la Charité que « l'infection purulente est une affection générale caractérisée : 1° par un ensemble de symptômes cliniques que nous pouvons résumer sous le nom de fièvre : 2° par des lésions anatomiques multiples dont les principales sont les abcès, dits abcès métastatiques. »

Nous avons dit plus haut le but que nous nous proposions dans notre thèse inaugurale. Pour mieux limiter la question, nous diviserons notre étude de la manière suivante :

Un premier chapitre comprendra l'historique de la curabilité et les considérations générales sur le choix des observations qui servent de base à ce travail.

(1) Dictionnaire de Dechambre. Article septicémie.

(2) Clinique chirurgicale, t. II, p. 106, édit. 1879.

Le second chapitre sera consacré uniquement aux observations et à leur analyse.

Dans un troisième chapitre, une revue d'ensemble nous permettra de rechercher les conditions générales qui peuvent faire prévoir la curabilité.

Viendront ensuite les conclusions qui ressortiront logiquement de ces recherches.

CHAPITRE PREMIER.

HISTORIQUE. — CONSIDÉRATIONS GÉNÉRALES SUR LE CHOIX DES OBSERVATIONS.

L'infection purulente s'est toujours montrée si funeste, de tout temps elle a causé tant de ravages parmi les blessés dans les salles de chirurgie, elle a fait tant de victimes dans les armées, que la croyance à son incurabilité n'avait pas tardé à être adoptée. Le fatalisme né de l'exagération de cette croyance fit que les guérisons durent souvent passer inaperçues. Quand on parcourt les observations de pyohémie qui sont rapportées dans la science, même celles où des localisations superficielles auraient dû éclaircir la nature de la maladie, on sent souvent à travers les lignes le chirurgien hésitant et n'osant affirmer son diagnostic, jusqu'au moment où la mort du blessé est venue en quelque sorte comme symptôme décisif, nous dirons presque comme symptôme attendu, démontrer avec une lugubre évidence la présence de cette maladie dont la gravité a contribué à lui faire donner le nom de typhus chirurgical.

Nous venons de dire que la plupart des chirurgiens ne croyaient pas à la curabilité de la pyohémie. Il ne faudrait pas en conclure que l'idée de la guérison de l'infection purulente n'était venue à personne, et que, jusqu'à ce jour, tous les chirurgiens considéraient la mort comme inévitable. Les observations cliniques depuis le commencement du siècle ont dû prouver au moins à leurs auteurs que quelque rares que puissent paraître ces cas de guérison, il faut cependant admettre la possibilité d'une terminaison heureuse.

Voyons de plus près ce qui a été écrit sur cette question du pronostic par les hommes qui nous ont laissé des travaux sur l'infection purulente.

En 1832, dans son article « Pus » du dictionnaire en 13 volumes, Bérard niait absolument la curabilité : « on peut, dit-il, guérir l'infection putride, mais nous ne connaissons pas de remède contre l'infection purulente. »

En 1839, Velpeau (1) professait dans une leçon clinique faite à l'hôpital de la Charité, à propos de la terminaison de la maladie, que « la mort, c'est la règle, la guérison un fait exceptionnel. »

Plus tard, en 1844, dans le premier volume de son Traité de pathologie chirurgicale, Nélaton (2) traitant la question de l'infection purulente pour laquelle il avait choisi le nom de « diathèse purulente », professe que « la diathèse purulente est constamment mortelle ». Et il ajoutait : « Je ne suis pas éloigné de croire que dans les cas de guérison, que l'on croit avoir observés, on s'en est laissé imposer par quelques-unes des circonstances que nous avons indiquées comme pouvant faire commettre une erreur de diagnostic. »

La même année, 1844, Fleury écrivait dans sa thèse de concours (3) : « La pyohémie est une affection grave et presque constamment mortelle. » Dans le même travail parlant de M. Sabatier : « M. Sabatier, dit-il, qui a réuni différentes observations éparses dans les archives de la science, et qui avait intérêt à leur accorder une certaine

(1) Leçons orales de clinique chirurgicale à l'hôpital de la Charité, recueillies et publiées par le Dr Papillon, édition Germer Baillière.

(2) Nélaton. Traité de pathologique chirurgicale, t. I, p. 67, édit. 1844.

(3) Fleury. Essai sur l'infection purulente. Thèse de concours, 1844.

valeur, a déclaré que rien ne démontrait encore que la pyohémie peut se terminer par la guérison. »

Vers la même époque, nous voyons apparaître les travaux de Sédillot, qui publie en 1849 son Traité de la pyohémie. On le voit partisan décidé de la curabilité, qu'il croit d'ailleurs avoir complètement prouvée par ses expérimentations et ses observations cliniques. Il explique le pessimisme de ses contemporains en leur reprochant d'avoir méconnu les cas légers d'infection purulente et il formule son opinion dans cette phrase partout citée : « La curabilité est un des modes de terminaison les plus habituels de la pyohémie (1). » Si Sédillot a pu émettre une opinion si rassurante, cela tient à ce qu'il ne sépare pas nettement l'infection putride de l'infection purulente (v. p. 185).

En 1855, Bonnet de Lyon (2), en présence des résultats que paraissait lui avoir donnés la cautérisation des plaies dans l'infection purulente, rappelle le découragement des chirurgiens de son époque dans les cas confirmés d'infection purulente : « J'ai cherché, dit-il, à combattre ce funeste découragement et à démontrer qu'il est possible de guérir l'infection purulente. »

En Allemagne, W. Réser, dans les Archives du Heilkunde de l'année 1862, dit que : « La pyohémie est aujourd'hui combattue avec succès et que le nombre des malades qui y ont échappé est plus grand qu'on ne le pense généralement. »

Dans ses cliniques de l'Hôtel-Dieu, Trousseau (3), à la suite d'un exposé des doctrines de l'infection purulente et d'un récit d'un cas de guérison, admet la possibilité de la terminaison heureuse : « En présence de faits de cette im-

(1) Sédillot. Traité de la pyohémie. Paris 1849, p. 1865.
(2) Bonnet (de Lyon), Gazette médicale de Lyon, 1855, p. 2,
(3) Trousseau. Cliniques de l'Hôtel-Dieu, t. III, p. 682 et suiv.

portance, écrit-il, il était fort naturel de croire que tous les malades qui présentent les symptômes de l'infection purulente ne devaient pas quand même succomber. »

Nous arrivons, en 1869 (1), à l'époque où s'ouvre la fameuse discussion sur l'infection purulente, qui fut reprise en 1871, et où nombre de chirurgiens donnèrent leur avis sur la question de la curabilité. Nous rappelons rapidement ces opinions.

M. Gosselin d'abord dit que « la guérison, quoique très rare, n'est pas sans exemple ». Broca ajoute : « Je crois que personne aujourd'hui ne peut mettre en doute la curabilité de l'infection purulente. » MM. A. et J. Guérin, Verneuil admettent aussi la curabilité au cours de cette discussion, mais nous retrouverons leurs opinions ailleurs.

M. J. Guérin (2), dans son livre sur l'intoxication purulente, distingue des formes chroniques où la guérison est possible.

M. A. Guérin dans son article Pyohémie du dictionnaire de Jaccoud, reconnaît que la mort n'est pas la terminaison inévitable de l'infection purulente.

M. le professeur Verneuil dit avoir vu guérir des pyohémies soumises à ses soins (3).

Le traité de pathologie externe de MM. Follin et Duplay nous renseigne sur l'opinion de leurs auteurs : on y lit : « Les cas de guérison de l'infection purulente se sont assez multipliés pour faire admettre la terminaison habituellement favorable de la pyohémie. »

M. Legouest, dans son Traité de chirurgie d'armée, après avoir admis que la pyohémie se termine habituellement

(1) Bulletins de l'Académie de medecine, année 1869, p. 319 et suiv.
(2) J. Guérin. Intoxication purulente. Ed. Masson, 1879.
(3) Verneuil. Mémoires de chirurgie, t. II. Ed. Masson, 1880, p. 194.

par la mort, reconnaît que quelques cas très rares prouvent qu'elle peut guérir spontanément.

Dans cette étude, nous avons passé sous silence un grand nombre d'auteurs qui se sont illustrés par leurs recherches sur l'infection purulente; cette omission a été volontaire, ou plutôt elle nous était imposée par ce fait même que nous n'avons pu, malgré nos recherches, trouver l'opinion de ces maîtres tous préoccupés de la question de l'étiologie.

On a vu plus haut notre réserve quand il s'est agi de définir la pyohémie d'une façon complète ; nous avons reculé devant l'énoncé des causes de la maladie et nous nous sommes contenté de la définition de M. le professeur Gosselin, qui ne tient compte que des caractères cliniques. Cette façon de comprendre l'infection purulente est parfaitement suffisante pour la différencier des affections qui s'en rapprochent; l'exposé des considérations que nous avons à présenter, portant sur le côté clinique seul de la maladie, n'aura nullement à souffrir de cette définition.

En appliquant rigoureusement dans toute son apparente simplicité cette définition, nous arriverons à ne pas faire d'erreur sur le diagnostic et nous ne serons pas exposé à nous voir contester nos observations et par suite nos conclusions. Est-ce à dire qu'il n'y a pas d'infection purulente en dehors des abcès métastatiques reconnus, et qu'elle ne puisse être diagnostiquée qu'au moment où ces localisations évidentes seront venues corroborer la valeur symptomatique des accidents généraux. Non, certes, une pareille exigence restreindrait singulièrement le nombre des cas de l'infection purulente. Nous ne croyons même pas qu'il se trouve un chirurgien qui n'ait porté le diagnostic de cette terrible complication avant tout signe de localisations.

Cependant quand il s'agit de faire accepter des idées un peu contraires à celles admises par les auteurs, on ne saurait être trop réservé dans le choix des faits sur lesquels on assoit ces idées. Aussi pour satisfaire ces exigences, malheureusement dictées tout aussi souvent par l'esprit de contradiction que par les intérêts de la démonstration de la vérité, nous prendrons comme caractère indispensable de l'infection purulente la présence des localisations métastatiques.

Les localisations métastiques que nous rencontrerons dans nos observations siègent le plus souvent dans les parties périphériques du corps (muscles, articulations, tissu cellulaire) et non dans les viscères. S'il se trouvait quelque esprit trop réfractaire qui nous reprochât d'avoir donné à ces localisations une trop grande valeur, et qu'il leur refusât leur origine pyohémique, nous lui répondrions que ces localisations se produisent souvent concurremment avec les manifestations internes et qu'il est logique de penser que les unes peuvent se produire sans les autres, que pour n'être pas simultanées et fatalement liées les unes aux autres, elles n'en sont pas moins de même nature, comme l'ont depuis longtemps établi tous les auteurs qui ont décrit les symptômes de l'infection purulente. Ces auteurs ont bien montré que ces manifestations présentent entre elles la plus grande ressemblance tant par leurs caractères anatomiques que cliniques et étiologiques.

Devons-nous décrire ici ces caractères ? Nous n'en voyons pas l'utilité ; nous rappellerons simplement, ce que nous démontrerons d'ailleurs dans toutes nos observations, que ces abcès ont des allures spéciales, qu'ils apparaissent souvent sans douleur et sans travail phlegmasique sensibles, que le pus qu'ils contiennent est souvent mal lié et fétide ; rappelons également qu'il y a des arthrites d'origine pyohémique et qu'il ne faut pas les confondre avec les arthrites rhumatismales. On trouvera d'ailleurs une description magistrale de ces accidents dans le livre de la Pyohémie de Sédillot.

Sédillot ne s'était pas restreint à ces faits quand il avait voulu établir la curabilité de la pyohémie, il affirmait la fréquence de l'infection purulente. « La pyohémie (1), écrivait-il, est parmi les complications des suppurations une des plus communes, seulement on la méconnaît dès qu'on parvient à en suspendre la marche, partant de cette idée fausse que toute infection purulente est accompagnée d'abcès métastatiques viscéraux. » C'est en utilisant ces faits d'infection purulente sans abcès que Sédillot avait pu conclure que la guérison était la terminaison habituelle de la pyohémie. Nous ne pourrons certes pas arriver à une conclusion aussi rassurante avec le nombre relativement restreint de faits que nous allons reproduire, mais du moins le dogme de la curabilité pure et simple, reposant sur de semblables faits, ne pourra plus être contesté. Nous irons moins loin que le professeur de Strasbourg ; nous dirons simplement que cette complication guérit, sans parler de la fréquence de la guérison, mais d'un autre côté serrant de plus près les différents symptômes rapportés dans nos observations, nous établirons les conditions générales qui pourront faire prévoir la guérison.

Il nous reste un point à fixer. Dans les théories modernes, nous l'avons dit, on considère la pyohémie comme n'étant que le dernier degré de la septicémie, qu'une septicémie grave ; d'où il résulte qu'il est difficile de préciser le

(1) Sédillot. Pyohémie, p. 345.

moment exact où l'on peut donner le nom de pyohémie aux accidents septicémiques. Nous dirons que l'infection purulente a débuté avec le premier frisson dans tous les cas où des localisations seront venues confirmer la présence de cette maladie. Cette délimitation est utile au point de vue de l'appréciation de la durée de la maladie, et on en comprendra l'importance quand on verra la valeur que nous attachons à cette durée.

Ce point établi, entrons plus au cœur du sujet et analysons nos observations et celles que nous avons retrouvées dans les travaux publiés sur l'infection purulente.

CHAPITRE II.

OBSERVATIONS.

Nous ne reproduirons pas complètement toutes les observations que nous avons retrouvées dans les auteurs ; nous nous contenterons d'en rappeler les points principaux et principalement ceux qui intéressent notre travail. Quelques-unes seront reproduites entièrement, en raison de leur importance et du cadre des symptômes, plus particulièrement fréquents dans les cas de guérison, qu'elles pourront présenter.

On n'a pas oublié la fameuse observation de A. Guérin, qu'il lut à l'Académie de médecine en 1869, et que l'on peut retrouver tout entière dans le Bulletin de l'Académie de cette année (1), et dans l'article Pyohémie du Dictionnaire de Jaccoud. Elle avait été présentée à l'Académie comme un fait de guérison par le sulfate de quinine. Rappelons en quelques mots les traits principaux de l'observation.

OBSERVATION I.

Lue par M. Guérin à l'Académie de médecine en 1869.

Résumé. Il s'agit d'un homme entré dans le service de M. A. Guérin, pour un écrasement du pouce de la main gauche.

Pas d'accidents dans le début. Au vingtième jour, grand frisson d'une demi-heure. Deux frissons semblables, matin et soir, le lendemain et les jours suivants. L'administration de deux à trois grammes de sulfate de quinine par jour, semble ramener le malade à la santé, sans cependant empêcher les frissons de se produire

(1) Bulletin de l'Académie de médecine, p. 314, année 1869.

d'une façon irrégulière. Dès le lendemain du premier frisson, douleurs aux régions du foie, de l'épaule droite et du mollet droit; ces douleurs durent plusieurs jours. Au moment où le malade semble guéri, on découvre de la fluctuation à la partie antérieure de la jambe, et une incision donne issue à une grande quantité de pus. Le malade sort de l'hôpital et y revient quinze jours après avec une plaie étendue de la jambe. Etat général mauvais; le malade se suicide pendant la nuit.

L'autopsie fut faite; on trouva des fausses membranes de formation récente qui unissaient les plèvres. Pas d'abcès métastatiques dans les poumons; mais le foie présente deux cicatrices qui, manifestement, dénotent des abcès métastatiques antérieurs; l'existence de ces abcès explique naturellement la douleur observée au début de la maladie dans la région du foie.

Malgré la brutalité de ces faits et de ces lésions nécroscopiques, quelques chirurgiens, trop habitués à considérer l'infection purulente comme fatalement incurable, contestèrent la valeur de cette observation, et prétendirent que les cicatrices du foie n'étaient pas liées à des abcès métastatiques. Mais l'examen microscopique de ces cicatrices que M. Guérin fit faire par MM. Legros et Hayem finirent par entraîner la conviction de ces réfractaires à l'idée de la curabilité de la pyohémie.

Nous avons dans cette instructive observation la preuve que la pyohémie peut guérir. L'examen microscopique et l'abcès de la jambe montrent bien que les douleurs localisées au niveau des diverses régions sont bien symptomatiques de processus purulents se développant dans les organes ou viscères de ces régions.

Nous voyons dans ce cas les frissons se montrer violents dès le début et se continuer quelques jours, en même temps qu'apparaissent ces douleurs localisées dont nous venons de voir la valeur symptomatique. Les frissons et les douleurs concomitantes du début disparaissent bientôt, et ce n'est qu'au moment où le malade semble guéri que l'on s'aperçoit de l'abcès de la jambe ; l'absence de douleur et de rougeur ne permet pas d'indiquer le moment précis de sa formation. On ne saurait affirmer qu'il remonte au moment où il y avait de la douleur à ce niveau ; il a pu débuter alors, mais il peut aussi parfaitement être né au moment où il a été observé, sur le déclin de la maladie. Cette absence de douleur et de rougeur a été depuis longtemps notée dans de pareils processus.

M. Verneuil, dans son second volume des Mémoires de chirurgie, rapporte 3 cas de guérison d'infection purulente (1).

Observation II.

Amputation de bras. Pyohémie. Guérison.

Jeune garde mobile, atteint d'une fracture du coude droit. Amputation à la partie moyenne du bras. Frisson, ictère intense, symptômes de pyohémie, abcès superficiels en divers points du corps. Pendant un mois, le malade flotte entre la vie et la mort et finit par guérir.

Nous ne reproduisons pas la deuxième observation de M. Verneuil, malgré l'autorité de l'éminent chirurgien qui l'a publiée.

Cette observation pourrait nous être contestée par des critiques sévères ; elle ne comporte pas la caractéristique que nous nous sommes imposée dans notre choix pour pouvoir affirmer l'infection purulente, nous voulons parler des localisations métastatiques bien évidentes.

(1) Verneuil. Mémoires de chirurgie, t. II, p. 194 et suiv. Edit. Masson, 1880.

Observation III.

Panaris du pouce gauche. Pyohémie. Guérison.
(Observation de M. Verneuil).

Résumé. En 1872, un jeune italien de 25 ans, entre dans le service de M. Verneuil avec un gros abcès de la fesse ; fièvre et mauvais état général. Origine du mal : petite plaie du pouce gauche, suite de panaris remontant à un mois. Ouverture de l'abcès de la fesse qui donne une grande quantité de pus. La fièvre persiste et une vaste collection se développe dans la gaine du muscle grand droit ; l'incision de cet abcès donne issue à un demi-litre de pus. Les accidents généraux semblent s'amender, mais au bout de huit jours vive douleur dans la fosse iliaque et, consécutivement, développement d'une vaste collection purulente qui ne peut être ouverte que trois semaines plus tard. Guérison complète au bout de trois mois. Pendant toute la maladie fièvre avec de grandes irrégularités, alternatives de diarrhée et de constipation. La plaie du pouce ne se cicatrisa définitivement qu'avec le dernier abcès.

La première des observations ne précise pas la date de l'invasion de la pyohémie ; elle signale les symptômes généraux qui ont fait porter le diagnostic d'infection purulente et un certain nombre d'abcès superficiels qui sont venus confirmer le diagnostic. La durée de la complication que nous étudions paraît avoir été de six semaines.

L'observation III de M. Verneuil est plus intéressante pour nous. La cause origine n'était qu'une plaie presque insignifiante d'un doigt. Elle a donné lieu successivement à trois vastes collections, dont l'une dans la gaine du muscle droit, ce qui est un siège peu commun de ces sortes de localisations. Nous voyons ces collections se développer successivement pendant les six premières semaines qui suivirent l'apparition de la fièvre qui persiste pendant toute la durée de l'évolution de ces infarctus. Pas de signes d'autres localisation. En somme, localisations superficielles et précoces dans une pyohémie chronique (trois mois).

Observation IV.

Ablation d'une tumeur à la jambe. Phlébite. Infection purulente. Guérison. Observation de Bonnet rapporte dans le traité de Follin (1).

Résumé. Femme de 48 ans. Le 15 avril 1841, Bonnet lui enlève une tumeur squirrheuse derrière la malléole interne. Rien à noter pendant les quinze premiers jours. Au quinzième jour érysipèle phlegmonneux de toute la jambe. Un foyer purulent se forme entre les muscles profonds et le triceps. Le dix-huitième jour frisson violent qui dura une heure, phlébite de la saphène interne, engorgement des ganglions lymphatiques du pli de l'aine. Etat général mauvais, aspect typhoïde. Les deux jours suivants violents frissons de trois quarts d'heure de durée. Au vingt et unième jour, depuis la malléole jusqu'au milieu de la jambe, on découvre un vaste abcès. Cautérisation de la plaie. Trois jours se passent sans frissons, puis ceux-ci reparaissent régulièrement le soir et sont combattus par le sulfate de quinine. Guérison au bout de trois mois.

Observation V.

Amputation de cuisse. Infection purulente ; abcès musculaire précoce ; Guérison.

Observation de Bonnet (de Lyon) rapportée dans la Gazette médicale de Lyon de 1855, p. 72.

Résumé. Le 13 mai 1883, un jeune homme de 24 ans entre à l'Hôtel-Dieu de Marseille, avec une plaie ouvrant largement l'articulation fémorale tibiale droite. Amputation de la cuisse au lieu d'élection le soir même de son entrée à l'hôpital. Quelques jours se passent sans accidents ; puis survient un violent frisson suivi d'une abondante transpiration. Symptômes généraux graves : fièvre, état typhoïde. Le lendemain pas de frisson, mais l'état général persiste mauvais. Cautérisation par la méthode de Bonnet. Les symptômes s'amendent. Huit jours après, une douleur à la partie supérieure et

(1) Follin et Duplay. Traité de pathologie externe, t. I, p. 68.

externe de la cuisse. Incision deux jours après donnant issue à une grande quantité de pus. Guérison complète, fin juillet.

OBSERVATION VI.

Amputation de l'avant-bras. Pyohémie chronique. Abcès musculaire. Guérison.
(Observation de Bonnet (de Lyon), publiée dans la Gazette médicale de Lyon de 1855, p. 73).

Résumé. Jeune homme de 17 ans. Amputation de l'avant-bras le 17 octobre 1853. Un mois après l'opération, symptômes graves, ictère « le malade est en proie, dit Bonnet, à la résorption purulente chronique », et présente deux abcès circonscrivant le côté externe de l'articulation du coude. Fièvre continue avec frissons répétés avec durée variable ; grande prostration. Bonnet cautérise au fer rouge la plaie ainsi que les abcès qu'il a ouverts. Dès le lendemain les symptômes généraux s'amendent, plusieurs jours se passent sans fièvre, sans frisson. Tout rentre dans l'ordre et le malade quitte l'hôpital au commencement d'avril.

Cette dernière observation est remarquable par l'abscence de grands frissons, par la forme chronique que la maladie semble avoir prise dès le début et par l'apparition précoce de ces localisations métastatiques superficielles qui sont venues confirmer le diagnostic d'infection purulente, qui aurait pu être contesté en présence des symptômes généraux relativement bénins.

Dans l'observation V qui précède nous voyons l'infection purulente débuter par un violent frisson qui ne se reproduit pas les jours suivants, tandis qu'au huitième jour de l'invasion on voit une douleur vive de la cuisse indiquer un abcès qui est ouvert deux jours après. La fin de cette complication paraît ne pas avoir tardé.

Observation VII.

Carie du rocher. Trépanation Infection purulente. Guérison en trois mois.

(Observation allemande de Glück, rappôrtée dans le Centralblatt für chirurgie. Beitrage, année 1882.)

Une malade, atteinte de carie du rocher, subit la trépanation de l'apophyse mastoïde, à la suite de cette opération survinrent de nombreux frissons ; la région hépatique était sensible; il y avait de la dyspnée, de l'ictère, un gonflement énorme des deux articulations du genou, avec épanchement péri-articulaire séro-purulent.

Les douleurs intolérables de la malade étaient calmées au moyen de fortes doses de morphine.

On lui administra simultanément, dès son entrée à la clinique, 10 grammes de salicylate de soude par jour. Après vingt-quatre heures, l'amélioration générale était déjà manifeste. Chaque fois qu'on interrompait le médicament, les douleurs revenaient. En trois mois la patiente a pris 400 grammes de salicylate de soude et elle est sortie parfaitement guérie.

L'auteur a publié cette observation pour préconiser le traitement par le salicylate de soude, auquel il attribue cette guérison. L'action de cette médication, essayée sur ce seul cas, ne nous paraît pas démontrée, tandis que nous retrouvons dans le siège et l'époque des déterminations pyohémiques, dans la marche et la durée de l'affection des conditions de la guérison spontanée.

Observation VIII.

Fracture sous-cutanée de l'articulation du coude. Infection purulente sans plaie exposée. Guérison.

(Observation de M. Richelot, publiée dans l'Union médicale du 18 mars 1873.

Cette observation est très longue ; aussi n'en prendrons nous que ce qui nous intéresse.

Résumé. Jeune fille de 20 ans, entrée dans le service de M. Verneuil le 3 septembre 1872, avec fracture de l'humérus gauche pénétrant dans l'articulation. Rien d'alarmant pendant les trois premières semaines : simple gonflement de l'articulation disparaissant dès la fin du mois. Appareil inamovible ; au 14 octobre grand frisson. Symptômes généraux graves. Aspect typhique, épistaxis.

15 octobre. Mêmes symptômes généraux. Douleur de l'articulation du coude forçant à enlever l'appareil. Douleur très vive dans l'avant-bras droit, rougeur et chaleur de la peau et légère tuméfaction sur les faces interne et postérieure du cubitus droit, au niveau d'une ancienne fracture remontant à l'âge de 3 ans.

Les jours suivants, à gauche l'arthrite du coude se dessine; symptômes généraux graves. délire de la nuit ; à droite, la tuméfaction augmente.

Le 17. T. m. 38°7, s. 39°,8.

Le 18. Diarrhée et vomissements. Localisations persistent et augmentent : on y applique des vésicatoires volants.

Diarrhée, insomnie, toux légère les jours suivants ; la température ne suit aucune courbe régulière.

Le 21. Fluctuation à l'avant-bras droit. Lymphangite. Deuxième frisson intense et prolongé.

Le 22. Troisième frisson.

Le 23. Douleur vive à la partie supérieure et postérieure de l'épaule droite. Température toujours très inégale.

Le 27. Ouverture au bistouri de l'abcès du coude gauche. T. m. 39°, T. s. 38°,6. A partir de ce jour la diarrhée disparaît, l'état s'améliore, bien qu'il reste encore un peu d'adynamie.

Le 29. La lymphangite se met à suppurer. Ouverture avec la pâte de Vienne. Cataplasmes.

Le 31. L'état général s'améliore, la suppuration et la fièvre diminuent.

4 novembre. La fièvre est tombée et l'appétit renaît.

Le 17. Nouvel accès de fièvre, céphalalgie, langue blanche, vomissements et diarrhée. Au-dessous de l'incision du coude gauche apparaît un point rouge très sensible à la pression. T. m. 39°,4. T. s. 39.

Le 18. Gonflement jusqu'à l'aisselle de tout le côté interne du bras gauche, douleur à la pression ; on croit à une lymphangite profonde. Cependant la fièvre ne dure pas. T. m. 37°,1. T. s. 37°2.

Depuis ce jour, plus de fièvre, cautérisation rapide des plaies. Guérison.

Cette observation est remarquable à plus d'un titre. La pyohémie débute par un grand frisson cinq semaines après le traumatisme. Il n'y a pas de plaie exposée, ce qui autrefois aurait fait refuser le nom de pyohémie à une semblable complication; mais aujourd'hui les faits de cette nature ne sont pas rares et s'expliquent avec les théories étiologiques nouvelles. M. Richelot l'a publiée sous le nom de septicémie grave, mais on sait que pour lui le nom de pyohémie n'a plus sa raison d'être.

Dès le second jour de l'invasion, les accidents locaux apparaissent; on voit se former l'abcès périostique du bras droit. Deux autres frissons également huit jours après le début, avec sensation douloureuse dans l'épaule droite. Au 31 octobre, la malade est en convalescence.

Quinze jours ont suffi à l'évolution de l'infection purulente. Un mois après cependant on voit encore apparaître un petit accès de fièvre avec symptômes généraux et formation d'un petit abcès musculaire. Ce dernier accident pourrait bien n'avoir plus aucun lien avec la pyohémie et tenir simplement à la lymphangite dont il est parlé.

Observation IX.

Phlébite utérine. Infection purulente douze jours après l'accouchement. Guérison.

(Observation rapportée par Trousseau dans ses cliniques médicales de l'Hôtel-Dieu, t. III, p. 685.

Dans le troisième volume des cliniques de Trousseau, l'on trouve un cas d'infection purulente survenu chez une nouvelle accouchée. Nous le rappelons textuellement.

Rappelez-vous cette jeune femme de 28 ans qui, accouchée à l'hospice des Cliniques, est venue dans mon service, salle Saint-Bernard, le douzième jour de son accouchement, avec tous les symptômes de l'infection purulente : frissons multiples, diarrhée, vomissements, teinte subictérique de la peau et abcès métastatiques sous la peau comme dans les articulations sterno-claviculaires et métacarpo-phalangiennes. Tout à coup il y eût un arrêt dans les symptômes; l'état général devint meilleur; la fièvre cessa; il n'y eut plus de nouveaux frissons; les vomissements et la diarrhée discontinuèrent, l'appétit revint, la teinte subictérique disparut, et peu à peu on vit se faire successivement la *digestion* des abcès métastatiques superficiels intra-articulaires et sous-cutanés. Cette digestion se fit avec une extrême lenteur, et rien n'entrava le retour vers la santé.

Nous voyons là encore les abcès sous-cutanés apparaître de bonne heure; les articulations qui ont été atteintes sont ici les petites articulations, fait assez rare. La durée de la maladie n'a pas été précisée; elle nous paraît avoir été assez longue, sinon quant à ses symptômes généraux, du moins quant aux déterminations locales.

Dans la discussion de 1869 à l'Académie de médecine, MM. Broca, Gosselin, Verneuil, rapportèrent aussi des cas de guérison; ces observations étant très condensées, nous les rapportons telles qu'elles ont été consignées dans les Bulletins de l'Académie de cette année.

Observation X.

Le premier cas de M. Gosselin signalé aussi par M. Verneuil, alors interne des hôpitaux, a été rappelé par nous plus haut (1). M. Gosselin ne donne pas de détails sur le second cas qui s'est produit à la suite d'une amputation du gros orteil.

Observations XI, XII, XIII, XIV.

Complications d'infection purulente survenues à la suite: 1° d'une opération à l'anus; 2° d'une phlébite aux jambes; 3° d'un anthrax; 4° d'une morsure de cheval. Guérison dans les 4 cas (2) (Broca).

J'ai, dit M. Broca, 4 cas d'infection purulente guérie :

Le premier cas est un malade en ville, un homme de lettres,

(1) Voir plus haut, obs. II.

(2) Bulletin de l'Académie, 1869, p. 313 et suiv.

chez lequel j'ai eu à pratiquer une opération à l'anus. Il a été pris un matin de grands frissons avec suppuration pulmonaire; puis survint bientôt un abcès très profond dans le ventre, ne pouvant par conséquent être ouvert que lorsqu'il a été assez développé pour devenir accessible, et présentant enfin tous les caractères de l'infection purulente. Ce malade a parfaitement guéri.

Le second cas fut observé chez un mécanicien, un superbe homme qui était venu à l'hôpital avec des varices aux jambes; il avait eu une petite contusion à la partie interne de la jambe; puis était survenue une petite ulcération. Sur le point de sortir, il me demanda de le débarrasser de ses varices. Je lui fis une injection de perchlorure de fer dans les veines. Il eut alors une phlébite, puis un abcès à la jambe, et enfin bientôt arrivèrent les frissons avec tout le cortège des caractères de l'infection purulente. Il a eu 11 abcès, dont un dans l'articulation scapulo-humérale. Ce malade a flotté pendant plus de quinze jours entre la vie et la mort, puis il a guéri; mais c'était la forme externe de l'infection purulente, car il n'a pas eu d'abcès dans les organes intérieurs.

Le troisième malade que j'ai également vu guérir d'infection purulente, est un alsacien, homme jeune et robuste, qui était venu se faire traiter pour un anthrax. Bientôt se montrèrent les débuts de l'infection purulente. Il a eu un très grand nombre d'abcès se formant très vite, un entre autres dans l'articulation du genou, lequel n'a guéri qu'au bout de 4 mois, un autre à la cuisse. Bref, cet homme est mort des suites de ces abcès; mais non de l'infection purulente dont il avait été parfaitement guéri.

Et enfin le quatrième cas est encore dans mon service. C'est un homme qui a été mordu par un cheval qui lui a mutilé l'avant-bras; il entra dans le service pendant que M. Després me remplaçait. Il avait eu 23 frissons qui duraient quelquefois jusqu'à 2 heures; il avait 3 et 4 de ces frissons par jour, à tel point que lorsque je repris mon service, M. Després me montra cet homme comme perdu. Nous le regardions tous comme tel. Cependant il se forma des abcès internes et externes; les abcès internes ont été dans le poumon droit; ils ont guéri; mais restaient les externes, parmi lesquels il y en eut un de très longue durée à la jambe, qui attaqua l'os, et il se trouve là aujourd'hui un séquestre. J'attends, pour l'en débarrasser, qu'il y ait un peu moins d'érysipèles dans nos salles qui en sont infectées dans ce moment-ci. Mais cet homme est aujourd'hui tout à fait hors d'affaire du côté de l'infection purulente ; et en admettant que cet homme vienne à mourir des suites de son opération, qui pourrait dire qu'il est mort de son infection purulente? Voilà quatre cas de guérison bien évidente ; on ne peut donc mettre en doute que les malades peuvent guérir de l'infection purulente.

Les observations de Broca sont fort intéressantes ; la première, par le siège des abcès, un dans les poumons, l'autre dans le ventre ; la seconde par le grand nombre d'abcès (11) et une arthrite ; la troisième par une arthrite du genou et un abcès de la cuisse principalement ; dans la quatrième, les symptômes généraux ont été remarquablement sérieux, il y a eu des abcès internes et des externes ; un de ceux-ci, à la cuisse, a attaqué le fémur et a été de très longue durée.

Observation XV.

Phlébite du bras. Infection purulente. (M. Verneuil).

M. Verneuil rapporte un cas qui lui est personnel : c'est une guérison d'infection purulente, suite de phlébite du bras. Il ne donne pas d'autres renseignements.

Observation XVI.

Plaie contuse du pied droit. Pyohémie chronique. Guérison.

(Observation de Sédillot n° 29 de son traité de la pyohémie, Paris 1849.)

Résumé. Homme de 40 ans, robuste, entré à l'hôpital le 24 février 1846 avec une plaie contuse du pied droit au niveau de la malléole externe; à l'exploration, les os du tarse sont dénudés, le muscle pédieux fait hernie. Rien de bien remarquable dans les premiers jours.

24 février. Un frisson d'une demi-heure, suivi de chaleur ; vomissements bilieux et nausées continuelles. Dès le soir, coloration ictérique de la peau. La plaie est grisâtre, le pus liquide et fétide.

Le 29. Facies altéré ; amaigrissement, respiration profonde, frisson à 1 heure du matin ; nausées.

Le 30. Frisson à 5 heures du matin. Pied gonflé, rougeur érysipélateuse. Cautérisation ponctuée sur les points rouges. Vomitif.

Le malade très affaibli ne peut pas rester à l'hôpital; il est très déprimé physiquement et moralement. C'est dans cet état qu'il rentre dans sa famille, à la campagne, où il est soigné ensuite.

5 mars. Abcès sur le pied, dont un très volumineux sur la malléole interne. Incision donnant issue à une grande quantité de pus fétide. Fièvre ardente. Symptômes de paralysie au bras gauche. Abcès pulmonaire à gauche révélé par une expectoration considérable, purulente, par du souffle caverneux et de la pectoriloquie.

Le 20. Abcès en différents points du corps, dans les aisselles, les régions poplitées et inguinales; ils sont incisés et la fièvre tombe complètement. Guérison définitive en septembre 1846.

Observation XVII.

Otite suppurée. Pyohémie mal caractérisée au début. Abcès musculaires. Guérison.

(Observation 27 du Traité de la pyohémie de M. Sédillot, Paris 1849.)

Résumé. Homme de 22 ans, soldat, entre à l'hôpital le 3 juillet 1848 avec une otite suppurée à droite. Pendant les trois premiers jours, symptômes généraux faisant craindre une méningite; puis symptômes assez graves du côté des poumons; expectoration visqueuse et sanguinolente avec fièvre intense qui font penser à une pneumonie.

7 juillet. Les symptômes présentés par le malade (fuliginosités des lèvres, langue sèche, soubresauts dans les tendons) font supposer qu'on a affaire à une fièvre typhoïde à début insidieux.

Le 9. Arthrite du genou droit. Sédillot revient sur ses diagnostics et voit là une manifestation pyohémique.

Le 11. Douleurs vives et tuméfaction du mollet droit.

Le 12. Tuméfaction et douleur du coude gauche.

Le 13. Les articulations des épaules, des coudes et des poignets sont envahies; les mouvements sont devenus impossibles. En revanche les symptômes typhoïdes disparaissent, mais la diarrhée est abondante.

Le 14. Respiration lente et profonde; carphologie, frisson d'un quart d'heure à 10 heures du soir.

Le 17. L'état général s'améliore malgré la persistance de la diarrhée et la difficulté de la respiration.

Le 19. Fluctuation peut-être perçue en divers points du mollet droit. Cautérisation ponctuée sur ces points.

Les jours suivants, malgré l'amélioration de l'état général, on voit les articulations tibio-tarsienne et coxo-fémorale se prendre. Les douleurs des jointures présentent des exacerbations très irrégulières.

10 août. Ouverture spontanée de l'abcès du mollet. Genou droit encore très volumineux.

Le 18. L'abcès du mollet est cicatrisé; le malade est considéré comme guéri de sa pyohémie.

C'est là en somme une pyohémie à début obscur ; on n'y rencontre pas les frissons nombreux ordinairement dans cette complication. Les localisations se sont faites principalement dans les articulations qui presque toutes ont été atteintes, sans cependant laisser de traces à la guérison il n'y a qu'un abcès musculaire au mollet. Les symptômes généraux du début par leur gravité ne laissaient guère prévoir la guérison.

Observation XVIII.

Plaie pénétrante du gros orteil. Infection purulente. Guérison.

(Observation prise dans la thèse de Danvin, Paris 1831.)

Résumé. Homme robuste de 30 ans, journalier, entré à l'hôpital le 14 février 1830 avec une plaie pénétrante de l'articulation interphalangienne du gros orteil droit. Amputation complète du gros orteil dans l'article le 30 mars.

7 avril. Tuméfaction dans l'aine du côté droit.

Le 9. Frisson et fièvre ardente.

Le 11. Erysipèle du pied droit.

Le 29. L'érysipèle est guéri, mais il y a un abcès sur la malléole interne et, dans les premiers jours de mai, on ouvre cinq abcès de la cuisse sur le trajet de la fémorale; on ouvre également l'abcès de l'aine qui donne beaucoup de pus. Teinte ictérique, amaigrissement. Tous les soirs se manifeste un petit mouvement fébrile qui reparaît à partir du 9 mai. Les abcès suppurent encore quelque temps, amènent des décollements.

Le 30 mai la suppuration a diminué, le malade reprend des forces; il sort de l'hôpital le 29 juin, quatre mois après y être entré.

Dès les premiers jours nous voyons ici encore une tuméfaction se former dans le pli de l'aine; d'autres abcès ne tardent pas à paraître et les symptômes généraux ne cèdent guère avant la guérison de ces abcès qui se fait attendre deux mois.

Nous avons traduit la dissertation inaugurale du Dr Franck à la Faculté de Strasbourg, en 1877, sur le traitement de la pyohémie.

Les observations y sont prises d'une façon bien incomplète et un peu superficielle; cependant nous croyons utile de rapporter les trois premières où la pyohémie, comme nous l'entendons, paraît avoir existé. Les voici, nous les traduisons fidèlement :

Observation XIX.

Amputation du pied. Infection purulente avec métastases périphériques. Guérison.

Fr. Holderbach, de Strasbourg, 26 ans. Ce malade, homme fortement musclé, était toujours bien portant jusqu'au jour où il éprouva un accès de fièvre intermittente. Une échelle en tombant l'avait heurté si violemment à la jambe droite qu'il lui était impossible de marcher. A l'examen, le 2 janvier, on remarquait au niveau de la malléole interne, vers la partie moyenne de l'articulation du pied, une plaie par arrachement. Le sang ne s'en écoulait pas en grande abondance; la partie malade était très douloureuse et enfin on pouvait constater une fracture de l'extrémité inférieure du tibia; d'ailleurs, aucune parcelle d'os ne faisait saillie à l'extérieur. On fit alors le pansement de Lister et on plaça la jambe dans une gouttière. Urine sanguinolente et albumineuse : elle contenait des globules qu'on ne trouve que dans le sang et des épithéliums cylindriques, comme l'a prouvé l'examen au microscope.

Du pus, des abcès vinrent à se former autour de l'articulation du pied. Incision de ces abcès et drainage. Dans les premiers jours, deux fois la température s'élève à 40°. Grâce à de fortes doses de quinine, elle oscilla jusqu'au 13 janvier entre 37,2 et 39,6.

13 janvier. On agrandit la plaie et on en retira la malléole interne nécrosée, puis on draina l'articulation. En même temps apparaissaient de nombreuses granulations au niveau de la fracture du tibia. Le soir, le malade se plaint de frissons. Temp. 38,5. Traitement : sulfate de quinine.

Le 14. Temp. 38,5.

Le 15. Le pus qui, hier encore, n'exhalait aucune odeur, est devenu très fétide. Un amas de pus s'est formé à la partie externe du mollet. On fait une incision et on panse à l'alcool phéniqué.

T. M. 38,5. P. 108. A midi, frisson de 15 minutes. T. 40,4. Traitement : sulfate de quinine, 1.0. T. S. 40,3. P. 120. Langue sèche, céphalalgie vive. Peau sèche et brûlante, 1.0 sulfate de quinine.

Le 16. Le malade se sent un peu mieux. Le pus sécrété en grande abondance répand une odeur très fétide, mais coule facilement.

T. M. 37,8. P. 100.

T. S. 38,8. P. 108.

Acétate de soude 7.5 : 200.

Le 17. T. M. 37,2. P. 96.

Il s'est formé au niveau de la malléole interne un abcès; on l'ouvre et il s'en échappe un pus fétide. Drainage. L'urine est colorée de sang, la langue est humide. T. S. 39,3. P. 114. Acétate de soude.

Le 18. T. M. 37,6. P. 96.

Le malade a bien dormi. Pus très fétide. Peu d'appétit. Quatre selles. Urine assez claire contenant encore quelques traces d'albumine.

Le 19. Langue sèche; soif extrême. Le pus a perdu presque complètement sa mauvaise odeur.

Le 21. Etat général bon. Le malade ne se plaint d'aucune douleur. La langue est humide, le pouls bon. Les plaies se recouvrent de granulations; le pus n'est plus sécrété en aussi grande abondance; il a perdu sa mauvaise odeur et s'écoule facilement par les tubes à drainage. On fait le pansement de Lister deux fois dans la journée.

Le 24. Etat général bon. Légère douleur dans le pied.

Le 27. On abandonne l'acétate de soude.

1er février. Ouverture d'un abcès situé à la partie interne de l'articulation du pied. A deux heures de l'après-midi frisson violent.

Le 2. Le pourtour de la plaie et les granulations sont engorgés et infiltrés.

Le 6. Abcès au niveau du bord inférieur de la plaie.

L'acétate de soude est continué jusqu'au 26 février. Dans l'intervalle on ouvre plusieurs abcès.

2 mars. On ouvre un nouvel abcès. Le malade se plaint de douleurs dans l'articulation du poignet. Engorgement et sensibilité à la pression.

Le 8. Amputation.

Le malade guérit sans accidents.

Cette observation, si mal prise qu'elle puisse être par son auteur et si incomplète qu'elle puisse paraître, n'en est pas moins intéressante. Nous avons là une pyohémie débutant par des frissons au douzième jour d'une fracture comminutive de la malléole interne. Dès le second jour nous voyons apparaître un abcès dans le mollet; la marche de la température oscille entre 39° et 37°. Tout cela montre bien que nous avons affaire à une infection purulente. Le malade ne paraît pas avoir été bien en danger, à partir du deuxième jour; mais ces formes de pyohémie à symptômes généraux peu sérieux en apparence ont été observés et décrits (v. Fleury). Deux mois après le début on voit encore des abcès se former autour de l'articulation intéressée par le traumatisme, mais en raison du voisinage de la lésion nous ne les croyons plus de nature pyohémique, pas plus que ceux qui se formèrent à ce niveau au cours de la maladie.

Observation XX.

Fracture comminutive des os de la jambe. Infection purulente. Abcès musculaires et arthrites. Guérison.

Catherine Fuchs, d'Anenheim, 32 ans. Cette femme, jusqu'alors bien portante, est faible et anémique. Elle fut d'abord traitée du 6 novembre 1874 au 10 janvier 1875, pour une arthrite fongueuse de l'articulation du pied; mais en ouvrant l'articulation on la trouva dans un état tel qu'on en vint à l'amputation. Celle-ci fut pratiquée au niveau du tiers inférieur de la jambe. Pansement de Lister.

15 janvier. La plaie ne semble pas devoir produire de granulations. On ne constate aucune douleur ni dans la région du foie, ni dans celle de la rate, pas plus que dans les articulations. Les poumons ne présentent qu'un catarrhe des grosses bronches.

Au commencement de février la malade se plaint de douleurs dans le pli de l'aine; cependant pas d'engorgement apparent.

5 février. On ouvre un abcès dans le pli de l'aine et l'on trouve des ganglions lymphatiques engorgés.

En mars, la fièvre quitte la malade et, peu de temps après, elle est complètement guérie.

Dans l'observation II, on ne voit pas de frissons signalés à la suite de l'amputation, mais l'abcès survenu un mois après l'opération dans le pli de l'aine, l'ouverture de l'abcès suivi bientôt de la chute de la fièvre, et enfin la consignation même de cette observation dans une thèse sur la pyohémie tout porte à croire que c'est bien un cas de pyohémie que nous avons là, mais un cas léger. L'empoisonnement par le poison septique dans ce cas s'est fait évidemment en petite quantité et les accidents ont été bénins.

Observation XXI.

Résection des cubitus, compliquée de pyohémie bénigne. Guérison.

Louise Hoffmann, 21 ans. Le 21 janvier la malade avait subi la résection du cubitus tout entier, à la suite d'ankylose complète de l'articulation et on lui avait appliqué un appareil silicaté. La guérison allait à merveille : pas d'engorgement, pas de sensibilité à la pression. A défaut d'appareil ouaté, on lui fit le 8 février un pansement de Lister. La température s'éleva par oscillations ascendantes et, le 11 au matin, survint un violent frisson.

Le bras est douloureux à la pression dans sa partie supérieure. Une incision y est pratiquée et il s'en écoule du pus en quantité assez peu considérable.

12 février. Ouverture d'un abcès à la partie inférieure du bras et drainage de la plaie.

Le 16. La fièvre quitte la malade qui, plus tard, recouvre l'usage presque complet de son bras.

Dans cette observation, nous avons encore un cas bénin et de courte durée, mais qui cependant est incontestable; symptômes généraux, grands frissons, fièvre à oscillation, abcès métastatiques, rien n'y a manqué. Les douleurs du poignet et le gonflement de cette articulation au deuxième mois peuvent se rattacher encore à la pyohémie ; l'amputation vient mettre fin à ces accidents et la malade guérit. En somme pyohémie au douzième jour, collection purulente superficielle précoce (au deuxième jour). Frissons irréguliers, température à grande oscillation, symptômes généraux de moyenne gravité. Guérison au bout de deux mois.

Observation XXII.

Varices. Phlébite. Pyohémie. Guérison en deux mois.

(Observation recueillie dans la thèse de Fleury (1).)

Homme de 27 ans, entré à l'hôpital le 15 mars 1843 pour des varices à la jambe gauche.

Application du caustique de Vienne le 20 mars.

2 avril. Chute des eschares; la saphène externe a subi une section complète sous l'action du caustique, et on voit au fond de la

(1) Fleury. Essai sur l'infection purulente. Thèse d'agrégation, 1844.

plaie son extrémité oblitérée par un caillot. Quelques jours après, phlébite externe surtout au niveau du genou ; on y fait une application de sangsues et de cataplasmes ; il s'y forme un abcès ouvert au bout de six jours.

Le 22. Recrudescence de la phlébite qui s'étend jusqu'au milieu de la cuisse, et, le soir, le malade est envahi par un violent frisson avec tremblement. Nuit agitée, sueurs abondantes.

Les frissons se répètent pendant quelques jours d'une façon assez régulière ; le trajet de la saphène est sensible à la vue et au toucher ; on applique des sangsues sur ce trajet au niveau de la cuisse.

Le 28. Les frissons deviennent moins violents, mais la face s'altère, la faiblesse est très grande, l'état général mauvais.

Le 30. Grande amélioration ; sueur abondante. Les plaies de la jambe sont cicatrisées.

A partir de ce jour le malade marche vers la guérison. On n'a plus à noter qu'un petit abcès le 6 mai, l'apparition d'un eczéma sur les bras et d'une douleur à la fesse gauche suivie bientôt de fluctuation ; une incision faite sur le point douloureux donne un demi-verre de pus.

La guérison complète arrive après deux mois de souffrance.

Nous voyons dans cette observation les frissons se reproduire avec une régularité qu'on n'est pas habitué à observer dans les cas ordinaires d'infection purulente ; on les voit devenir moins violents dès le sixième jour après leur début, mais d'autre part, l'état général s'aggrave ; l'ictère la diarrhée apparaissent ; les plaies prennent mauvais aspect, ne suppurent plus ; il n'y a plus de douleur dans les poumons et l'hypochondre droit. Des abcès sont ouverts sur la malléole interne ; il y a de la phlébite de la saphène interne. On ne trouve plus de localisations, toutefois vers la fin de la maladie, on voit encore deux abcès, un à la jambe et l'autre à la fesse.

Observation XXIII.

Amputation du pied. Pyohémie avec nombreuses métastases périphériques. Guérison.

(Observation de Chassaignac (1).)

Résumé. Sylvestre Gauthier, homme de 28 ans, d'une bonne constitution, entra à l'hôpital Saint-Antoine; il avait eu le pied broyé par un wagon; le 5 mai, amputation. Vingt jours après l'opération, c'est-à-dire le 25 mai, frisson de une heure et demie, à 4 heures du matin. Fièvre, teinte jaune de la peau; facies très altéré. La suppuration est roussâtre, fétide et a beaucoup diminué. Le soir, vomissements verdâtres.

Le 26. Il se produit une amélioration qui sera de courte durée, car le lendemain 27 il se produit un nouveau frisson, qui a duré deux heures et a été suivi d'une sueur froide, visqueuse, et des douleurs vives apparaissent à la région sacrée et entre les deux épaules.

Le 29. Nouveau frisson de une heure de durée. Facies typhique. Douleurs dans l'hypochondre droit surtout à la pression. Respiration bruyante, quelques râles sibilants et muqueux à l'auscultation. Douleur vive entre les épaules et dans la région sacrée.

Le 31. Suppuration sanieuse et peu abondante, et vers le soir léger frisson d'une demi-heure. Peau jaune.

1er juin. Douleurs dans l'épaule droite et dans le genou, les mouvements de cette dernière articulation sont difficiles et douloureux.

Le 3. Les douleurs persistent entre les deux épaules et sont lancinantes à la partie interne de l'omoplate; légère tuméfaction à ce niveau, pas de changement de couleur.

Les jours suivants, il y a une amélioration très sensible dans l'état général; l'appétit est reparu et il ne reste plus que des douleurs au niveau des omoplates.

Le 13. Frisson intense d'un quart d'heure; la coloration ictérique de la peau, la fièvre ont reparu et il se forme une eschare au sacrum.

Le 15. Collection purulente fluctuante à la région scapulaire

(1) Chassaignac. Traité de la suppuration, p. 307.

droite. Le lendemain cet abcès ouvert donne 2 verres de pus; de son côté l'eschare du sacrum s'étend en haut et en bas en produisant des décollements.

Le 18. On ouvre une nouvelle collection au bord interne de l'omoplate gauche en donnant issue à du pus très fétide. La plaie d'amputation depuis huit jours est dans la ouate (occlusion) et dès le 19, on voit une amélioration générale très sensible à la suite de l'ouverture de ces abcès.

Le 26. Les abcès des épaules se cicatrisent; l'épanchement liquide du genou gauche est combattu par des vésicatoires répétés; et le 4 juillet, il a disparu. Les abcès du dos sont cicatrisés.

10 juillet. Des abcès à la partie antérieure du sternum, un autre à la partie dorsale, le 15, apparaissent sans réaction locale ni générale.

Dès les premiers jours d'août ce malade est pour ainsi dire guéri.

Observation XXIV.

Plaie contuse d'un doigt. Infection. Métastases musculaire et arthritiques.

Nous reproduisons à peu près complètement l'observation que M. Pillot, interne des hôpitaux, a publiée dans la France médicale du 18 janvier 1883. Nous nous contenterons de résumer la première partie qui ne nous intéresse pas directement et nous recopierons très fidèlement la partie relative à l'infection purulente.

Il s'agit d'un homme de 49 ans, nommé Morché (Pierre), entré à l'hôpital Cochin, le 13 janvier 1882, dans le service de M. Th. Anger. Il présentait une plaie contuse du pouce gauche. Cette plaie se compliqua de phlegmon de l'avant-bras, qui fut traité par de larges incisions sur les faces externe et interne, les cataplasmes et le sulfate de quinine; il y eut aussi une incision sur le côté externe du bras que le phlegmon menaçait d'envahir. Le 27 janvier apparition sur le bras d'un érysipèle qui parcourut, les jours suivants, tout le côté gauche du thorax. La température, qui, pendant tout ce processus, avait oscillé entre 39° et 40°, est descendue à 38°. A ce moment nous allons voir la pyohémie s'ajouter encore; je laisse la parole à l'auteur.

« La rougeur érysipélateuse avait à peine disparu, lorsque le 7 février, dans la nuit, le malade est pris d'un grand frisson semblable à celui de la fièvre intermittente, et qui dure de 2 heures à 7 heures du matin. A la visite nous le trouvons dans l'état suivant : la langue est sèche, fuligineuse, rouge sur les bords, la soif vive, l'appétit nul, le pouls rapide, le malaise extrême, la peau offre une teinte cireuse parfaitement prononcée ; l'interligne articulaire de l'épaule gauche est le siège d'une douleur extrêmement vive, et la moindre pression à ce niveau témoigne de la souffrance du patient. Pas la moindre trace, cependant, de gonflement, ni de rougeur. Même douleur au niveau du mollet droit, même absence de tout signe physique. La température est de 40°. »

Suppression des cataplasmes. Pansement à l'alcool. Continuation du sulfate de quinine. Potion de Todd. Bouillon concentré. Le soir, la température est de 39°,4. Le lendemain elle est descendue d'un trait à 37°,5. Il n'y a pas eu de nouveau frisson, la nuit a été assez bonne, mais une nouvelle douleur a fait son apparition au niveau du cou-de-pied droit. L'abattement est toujours très marqué, le corps couvert de sueurs, la langue fuligineuse, la sensibilité toujours la même, au niveau de l'épaule et du mollet. Dans l'après-midi, une douleur vive se manifeste dans l'hypochondre droit, dure une demi-heure et disparaît complètement. A la contre-visite nous ne trouvons rien de particulier au niveau du foie, rien dans le poumon ni la plèvre. Il n'y a d'ailleurs pas trace de dyspnée. La température est de 39°,9. Les urines contiennent un peu d'albumine. Le jour suivant, l'articulation sterno-claviculaire du côté droit est douloureuse à son tour, mais ici on constate de la rougeur et de l'empâtement. La température est de nouveau descendue à 37°, mais l'affaissement est extrême, la teinte subictérique plus accentuée, et l'issue funeste à bref délai ne paraît point douteuse. Cette présomption se confirme, lorsqu'à onze heures, un moment après la visite, nous apprenons que la douleur dans l'hypochondre droit vient de se renouveler avec violence. Des ventouses sèches sont pourtant appliquées sur la région et au bout d'une demi-heure cette douleur a de nouveau disparu. La température est de 37°,8.

Les jours suivants, les symptômes s'accentuent au niveau de l'articulation sterno-claviculaire, diminuent, disparaissent au niveau de l'épaule, du mollet, et du coup-de-pied. La fièvre continue à présenter des oscillations brusques de 2 degrès et 1/2 entre 37° et 40°. L'état général reste stationnaire, et le 17 on ouvre la collection de la région sternale d'où s'écoule une assez grande quantité de pus ordinaire.

A partir de ce moment, et contrairement à toute prévision, le malade entre dans la voie de l'amélioration ; l'aspect des plaies du bras n'est point mauvais, mais il existe un point de nécrose de l'extrémité supérieure du cubitus; la face postérieure de l'olécrâne est à nu en grande partie ; la langue se nettoie, un peu d'appétit reparaît, la teinte terreuse s'efface peu à peu, la température baisse, les grandes oscillations disparaissent, et le mieux-être s'accentue de jour en jour.

15 mars. Cependant, la douleur reparaît au niveau du mollet droit, mais cette fois il y a de l'empâtement et de la fluctuation,

Une incision fait écouler deux verres de pus. Injection d'alcool pur dans la cavité. Pansement à l'alcool.

Le 22. Autre noyau d'induration à la partie supérieure du même mollet ; fluctuation et ouverture le 27 mars ; il sort un demi-verre de pus.

Les plaies du bras sont cicatrisées, et à partir de ce moment, celles de la région claviculaire, du mollet et enfin celle du coude se cicatrisent à leur tour. La fièvre disparaît complètement, les fonctions se rétablissent, le malade reprend son embonpoint et ses couleurs, et le 20 mai il quitte l'hôpital, fort, bien portant, mais il possède une luxation en avant de l'extrémité interne de la clavicule, résultat manifeste de la suppuration articulaire.

Cette observation est remarquable par le grand nombre de métastases tant musculaires qu'arthritiques et par la longue durée de la maladie.

Nous terminerons cette série par un fait inédit, que nous avons observé à l'hôpital de la Charité. En voici l'observation que nous rédigeons d'après les notes du Dr Picqué, chef de clinique de M. le professeur Gosselin.

Observation XXV.

Pyohémie à manifestations périphériques. Guérison.

(Observation personnelle, recueillie d'après les notes de M. le Dr Picqué.)

Le nommé B... (Georges), âgé de 51 ans, journalier de profession, entre le 16 mai 1882 à l'hôpital de la Charité, salle Sainte-Vierge, lit 21, dans le service de M. le professeur Gosselin (suppléé par M. Berger), pour se faire soigner d'un rétrécissement de l'urèthre, suite de blennorrhagies antérieures.

Nous n'avons pas de renseignements complets sur les antécédents, mais actuellement son état général paraît satisfaisant ; on observe même un certain embonpoint.

Le malade est atteint d'un phimosis avec des adhérences du prépuce au méat; atrésie scléreuse contre laquelle M. Berger songe de suite à intervenir.

Le 19 mai, on pratique la ligature élastique. Dès le soir, frisson considérable durant 3/4 d'heure, suivi d'une transpiration très abondante. Température 39°,2.

Le 20. Sensation douloureuse à la cuisse et au bras droit. Sulfate de quinine, 1 gr.

Le 22. Il y a tuméfaction dans les points douloureux à la cuisse, au niveau de la face interne du membre, à 3 ou 4 travers de doigt de l'articulation fémoro-tibiale ; la peau est tendue et légèrement rosée, douloureuse à la pression. Au bras la douleur spontanée est des plus vives ; à la face interne existe également une tuméfaction allongée au niveau de laquelle la peau présente les mêmes caractères qu'à la cuisse. Traitement au quinquina. Potion de Todd.

Le 29. On commence à sentir la fluctuation.

9 juin. Une longue incision est pratiquée à la partie inférieure de la cuisse gauche et découvre un vaste abcès intermusculaire dont le pus est bien lié, quoique un peu fétide. Le deuxième abcès situé à la partie inférieure du bras droit est également incisé.

Pendant les premiers jours de ce mois, on voit de grands frissons se reproduire d'une façon assez irrégulière; la fièvre oscille de 39,8 à 38°. Les téguments et la conjonctive présentent une teinte subictérique.

4 juillet. Ouverture d'un gros abcès périnéal superficiel, survenu

sans fièvre et sans réaction locale bien accusée. La fièvre oscille entre 38 et 39°.

Le 15. La plaie périnéale est presque complètement cicatrisée au bras, le long du bord interne du biceps et sous l'aponévrose existe l'ancien abcès qui donne encore une petite quantité de pus; mais à la cuisse la guérison est loin d'être complète. Là il existe à la partie antérieure de la cuisse, à 2 ou 3 centimètres au-dessus du cul-de-sac supérieur, un large orifice qui donne une quantité très abondante de pus fétide. Cet orifice conduit dans une cavité en cul-de-sac longeant le fémur qui n'est pas dénudé et aboutissant à la partie supérieure du creux poplité.

Le 16. On fait une contre-ouverture de cet abcès et on place un drain. Le pus continue à être très fétide. Quelques jours après, une nouvelle collection s'est produite à la région externe de la cuisse, mais elle est sous-cutanée : deux contre-ouvertures sont pratiquées en avant et en arrière. Tous les jours, pansement très sévère avec la gaze phéniquée de Bœckel.

L'état général du malade est peu satisfaisant, sont teint est toujours subictérique. Il tousse un peu, rend des crachats sanguinolents et l'auscultation quoique difficile révèle quelques râles sous-crépitants. On pense à des abcès métastatiques du poumon.

D'autre part, langue rouge, sèche, diarrhée peu abondante, mais continuelle.

Le foie est petit, non douloureux.

15 septembre. Les fistules sont entièrement fermées, les symptômes généraux ont cédé, le malade a repris de l'appétit; on peut le considérer comme guéri.

Toutefois le genou est raide; on essaie quelques mouvements, le malade souffre beaucoup. A l'examen du genou on trouve l'épiphyse fémorale tuméfiée et douloureuse; rien au tibia.

La synoviale articulaire n'est pas distendue par du liquide, mais elle est dure, rétractée, et on ne peut que difficilement sentir à travers les condyles. Les mouvements sont pour ainsi dire abolis, très douloureux. Membre très atrophié, il est placé dans une gouttière.

Vers la fin de septembre le malade a repris de l'embonpoint, il est plus gai; mais il ne peut se lever, son genou s'ankylose et est toujours maintenu dans une gouttière.

Au mois d'octobre le malade est pris de quelques frissons et de douleurs dans les reins ; l'urine est fortement albumineuse ; nous avons affaire à une poussée de néphrite aiguë. Sous cette influence l'appétit disparaît complètement, l'amaigrissement fait de rapides progrès et la mort survient dans le courant du mois de mars 1883.

Dans cette observation personnelle, nous voyons se reproduire à peu près les mêmes faits que dans toutes celles que nous venons de rapporter. Elle est remarquable par la rapidité avec laquelle ont apparu les symptômes de l'infection purulente. Dès le troisième jour après l'opération nous rencontrons des abcès du tissu cellulaire et musculaire. Nous voyons des abcès nouveaux se former encore sept semaines après le début ; la maladie n'a cédé qu'après quatre mois, durée qui la rapproche encore des observations précédentes.

L'autopsie a été faite : elle a prouvé que la mort était due à des lésions rénales. Des coupes nombreuses pratiquées dans le foie et dans les poumons ont permis d'affirmer qu'il n'existait aucune trace d'abcès ancien. Nous avons donc bien eu là une infection purulente à manifestations exclusivement périphériques.

CHAPITRE III.

Nous venons de reproduire 25 cas de guérison d'infection purulente, que ressort-il de l'étude détaillée de ces observations ?

Après avoir fait l'analyse jetons un coup d'œil d'ensemble et nous verrons que certains symptômes ont apparu à peu près toujours dans les mêmes conditions et qu'ils comportent partout avec eux certains enseignements sur le pronostic de la curabilité. Nous passerons successivement en revue l'influence que paraissent exercer sur la terminaison de la maladie:

1° La durée elle-même de la maladie ;

2° Le nombre, la durée et le moment d'apparition des frissons;

3° Le nombre, le siège et le moment de l'apparition des abcès et des arthrites ;

4° La valeur des autres symptômes;

5° L'âge et la constitution du malade, la nature de la plaie.

Avant d'entreprendre ces recherches nous pouvons déjà, du nombre même des observations qui ont pour caractère commun la guérison, conclure à la curabilité. Ces observations, on a pu le voir, ont été choisies avec beaucoup de circonspection et la conclusion que nous en tirons ne saurait nous être contestée.

Nous ne saurions trouver dans ce nombre la proportion des guérisons. Nous avons lu 207 observations pour réunir les 25 cas de guérison, mais nous devons à la vérité de dire que ces observations lues n'ont pas été prises au hasard, et nous ne saurions même approximativement évaluer la proportion que nous aurions trouvée, si nous avions puisé dans des observations quelconques de pyohémie. Nous pensons cependant qu'il est juste d'admettre que la proportion trouvée eût été faible.

D'où premier fait : La guérison de la pyohémie, quoique rare, peut s'oberver.

1° *Influence de la durée de la maladie.* — Sur les 25 observations de guérison, nous en avons 4 (obs. I., IX., X., XV.) dans lesquelles la durée n'est pas précisée ; les 21 autres sont des cas où la guérison s'est fait attendre de deux à trois mois. Or, avec ce nous savons de la marche de la pyohémie qui emporte habituellement le malade entre la deuxième et la troisième semaine, nous voyons que toutes nos pyohémies guéries ont pris en somme dans leur évolution une allure chronique. Ce caractère de chronicité se retrouve dans *toutes* nos observations où la durée de la maladie a pu être précisée, et sachant d'autre part la rapidité avec laquelle la pyohémie tue ordinairement, nous pouvons dire que toutes les fois que nous verrons une affection purulente se prolonger au delà d'un mois, il y aura chance de guérison, nous ne disons pas certitude de guérison, car il n'est pas très rare de voir mourir après plus d'un mois de maladie le sujet atteint de pyohémie. Nous avons donc là un caractère de probabilité en faveur de la guérison, qui, joint à d'autres, pourra faire singulièrement modifier le pronostic dans des cas jugés d'abord très graves.

2° Pour ce qui est du nombre, de la durée et du moment de l'apparition des frissons, on voit que nos observations ne présentent pas de liens bien étroits. Dans plusieurs d'entre elles on voit persister ces frissons presque jusque vers le moment de la guérison ; souvent, il est vrai aussi, ils ne se reproduisent que quelques fois; mais nous le répétons, il n'y pas là suffisamment de constance dans ce caractère pour pouvoir trouver un signe de quelque valeur. On a dit (1) que le frisson était la mesure de l'intoxication pyohémique plutôt que ne l'est la présence de l'abcès métastatique ; nous voulons bien l'admettre, mais dans les cas que nous avons rapportés qui ont tous guéri, les frissons ont présenté, nous venons de le dire, d'un cas à l'autre, de grandes variations d'intensité, de fréquence et de durée. Cependant, comme l'a remarqué M. Richelot, des frissons légers, de courte durée, se reproduisant rarement, apparaissant avec d'autres signes favorables, ne feront qu'augmenter la probabilité de la guérison.

3° *Abcès métastatiques.* — Les abcès métastatiques et les arthrites de même origine semblent au contraire se reproduire avec une certaine constance dans les premiers jours de l'invasion ; tandis que si nous consultons les observations de pyohémie terminée par la mort, nous voyons assez souvent des localisations externes se faire dans les premiers jours, mais alors en même temps apparaissent des localisations viscérales qui emportent le malade. Nous savons aussi que ces abcès externes, qui se produisent dans les premiers jours, se traduisent le plus souvent par des douleurs vives au niveau du point où la collection apparaît; quelquefois ils ne s'ouvrent pas et alors ils rétrogradent, mais du moins ils sont révélés au moment de leur formation ou au cours de leur existence par ces douleurs dont nous connaissons la valeur symptomatique depuis longtemps. On est donc autorisé à tenir compte de ces manifestations extérieures par la constance même avec laquelle

(1) Richelot. Des rapports qui unissent la septicémie et la pyohémie. (Union médicale, 1871.)

elles se montrent. Comme nous le constations tout à l'heure, ces métastases semblent évoluer plus spécialement dans les premiers jours de la maladie. Cette proposition sur l'époque de l'évolution de ces abcès est démontrée par nos observations, où l'on voit des localisations externes évoluer ou s'annoncer dans les premiers jours 18 fois, plus tard deux fois, et dans les cinq autres observations le moment de l'apparition n'a pas été précisé. De plus, quand indépendamment de ceux des huit premiers jours, des abcès nouveaux se forment dans la suite de la maladie, ce qui est encore assez commun (10 fois sur 25 observations) le pronostic n'en paraît pas sensiblement assombri, et la guérison ne s'est pas fait plus particulièrement attendre dans ce cas. D'où nous dirons encore en concluant avec réserve, qu'une pyohémie qui, dès les huit premiers jours, présente des localisations ou des signes de localisation à la périphérie, sera souvent bénigne et que, conclusion plus légitime et bien assise, toutes les pyohémies à manifestations extérieures exclusives peuvent guérir.

4° Quant à la valeur des autres symptômes au point de vue du pronostic, elle ne semble pas être grande ; la variabilité de ces symptômes d'une observation à l'autre, le peu d'attention qu'ils méritent en tant que mesure de l'intensité des phénomènes morbides, ne permettent pas d'en rien induire ;

5° Le jeune âge et la bonne constitution du malade, en fournissant à l'organisme une capacité plus grande de résistance aux agents morbides, manifeste ici comme partout sa haute valeur pour ce qui est de l'avenir de la maladie.

La plupart de nos pyohémiques guéris étaient des sujets robustes ou jeunes.

Enfin quelle part revient à la thérapeutique? En présence du nombre et de la variété des remèdes et des moyens dirigés contre l'infection purulente et de la diversité des résultats dans des cas en apparence analogues, nous nous rangeons absolument à l'avis qu'émettaient MM. Gosselin et Broca à l'Académie de médecine en 1869 et nous croyons jusqu'à présent très restreintes nos ressources thérapeutiques quand il s'agit de combattre ces accidents dont le mécanisme est encore si mal connu.

Telles sont les réflexions et les considérations que nous avions à présenter sur les symptômes des pyohémies guéries. Toutes les inductions que nous avons faites dans les pages précédentes pourront être utilisées, mais pour ne nous arrêter qu'à celles que nous trouvons irrévocablement démontrées, nous dirons :

CONCLUSIONS.

Du travail qui précède on peut conclure :

1° La guérison de la pyohémie est possible, mais rare ;

2° On peut dans une certaine limite prévoir cette terminaison ;

3° La chronicité de la maladie et la localisation exclusive des collections métastatiques à la périphérie sont des signes pronostiques assez certains de la guérison.

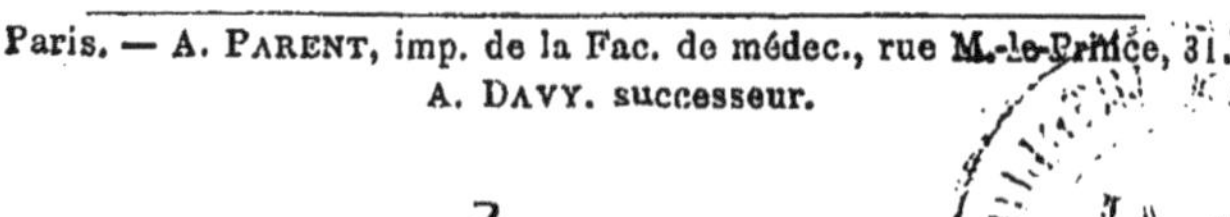

Paris. — A. Parent, imp. de la Fac. de médec., rue M.-le-Prince, 31.
A. Davy. successeur.

www.ingramcontent.com/pod-product-compliance
Ingram Content Group UK Ltd.
Pitfield, Milton Keynes, MK11 3LW, UK
UKHW021131230726
13926UKWH00002B/734